I0709830

Oración de Belleza Sobrenatural

Las Promesas de Dios para la Belleza y el Cuidado Personal

Dy Wakefield

Copyright © 2023 Dy Wakefield Advising. Reservados todos los derechos. Impreso en los Estados Unidos de América. Ninguna parte de este libro puede reproducirse mecánicamente, electrónicamente o por cualquier otro medio, incluidas las fotocopias, sin el permiso por escrito del editor. Es ilegal copiar este libro, publicarlo en un sitio web o distribuirlo por cualquier otro medio sin el permiso del editor.

Primera Edición, Primera Impresión 2023

Límites de responsabilidad y exención de responsabilidad de la Garantía El autor y el editor no serán responsables del mal uso que usted haga de este material. Este libro es estrictamente para fines informativos y educativos.

Advertencia – Descargo de Responsabilidad
El propósito de este libro es educar y entretener. El autor y/o el editor no garantizan que cualquier persona que siga estas técnicas, sugerencias, consejos, ideas o estrategias tendrá éxito. El autor y/o el editor no tendrán ninguna responsabilidad ante nadie con respecto a cualquier pérdida o daño causado, o supuestamente causado, directa o indirectamente por la información contenida en este libro.

Traducción automática por Google. Machine Translated by Google

Imagen de portada: Imagen de Andreas Lischka de Pixabay

ISBN: 9798385637270

A menos que se indique lo contrario, todas las escrituras son de la versión King James de la Biblia. Biblia Amplificada (AMP) Copyright © 2015 por The Lockman Foundation, La Habra, CA 90631. Todos los derechos reservados.; Traducción de la Septuaginta de BST Brenton. La traducción al inglés de La Septuaginta de Sir Lancelot Charles Lee Brenton (1851); Versión en inglés contemporáneo (CEV) Copyright © 1995 de American Bible Society Para obtener más información acerca de CEV, visite www.bibles.com y www.cev.bible.; Biblia estándar cristiana (CSB) La Biblia estándar cristiana. Copyright © 2017 por Holman Bible Publishers. Usado con permiso. Christian Standard Bible® y CSB® son marcas registradas a nivel federal de Holman Bible Publishers, todos los derechos reservados.; Douay-Rheims 1899 Edición estadounidense (DRA) Dominio público (¿Por qué las traducciones modernas de la Biblia tienen derechos de autor?); Versión fácil de leer (ERV) Copyright © 2006 por Bible League International; Traducción de la PALABRA DE DIOS (GW) Copyright © 1995, 2003, 2013, 2014, 2019, 2020 por la Sociedad Misionera de la Palabra de Dios para las Naciones. Reservados todos los derechos.; Good News Translation (GNT) Good News Translation® (versión en inglés de hoy, segunda edición) © 1992 American Bible Society. Reservados todos los derechos. Para obtener más información sobre GNT, visite www.bibles.com y www.gnt.bible.; Biblia estándar cristiana Holman (HCSB) Copyright © 1999, 2000, 2002, 2003, 2009 por Holman Bible Publishers, Nashville Tennessee. Reservados todos los derechos.; El Mensaje (MSG) Copyright © 1993, 2002, 2018 por Eugene H. Peterson; Nueva Biblia Estándar Americana (NASB) Nueva Biblia Estándar Americana®, Copyright © 1960, 1971, 1977, 1995, 2020 por The Lockman Foundation. Reservados todos los derechos.; Nueva traducción al inglés (NET) NET Bible® copyright ©1996-2017 de Biblical Studies Press, LLC http://netbible.com Todos los derechos reservados.; Nueva Versión Internacional (NVI) Santa Biblia, Nueva Versión Internacional®, NIV® Copyright ©1973, 1978, 1984, 2011 por Biblica, Inc.® Usado con permiso. Todos los derechos reservados en todo el mundo.; New King James Version (NKJV) Escritura tomada de la New King James Version®. Copyright © 1982 por Thomas Nelson. Usado con permiso. Todos los derechos reservados.;Nueva Traducción Viviente (NTV) Santa Biblia, Nueva Traducción Viviente, copyright © 1996, 2004, 2015 por Tyndale House Foundation. Usado con permiso de Tyndale House Publishers, Inc., Carol Stream, Illinois 60188. Todos los derechos reservados.; Living Bible (TLB) Los derechos de autor de la Biblia Viviente © 1971 por Tyndale House Foundation. Usado con permiso de Tyndale House Publishers Inc., Carol Stream, Illinois 60188. Todos los derechos reservados.; JB Phillips New Testament (PHILLIPS) El Nuevo Testamento en inglés moderno por JB Phillips copyright © 1960, 1972 JB Phillips. Administrado por el Consejo de Arzobispos de la Iglesia de Inglaterra. Usado con permiso.; The

Passion Translation® (TPT) Nuevo Testamento con Salmos, Proverbios y Cantares, Edición 2020 Publicado por BroadStreet Publishing® Group, LLC BroadStreetPublishing.com ThePassionTranslation.com The Passion Translation® es una marca registrada de Passion & Fire Ministries, Inc. Copyright © 2020 Passion & Fire Ministries, Inc. Todos los derechos reservados.; La Voz (VOZ) La Biblia de la Voz Copyright © 2012 Thomas Nelson, Inc. La Voz™ traducción © 2012 Sociedad Bíblica Ecclesia Todos los derechos reservados.; Biblia Wycliffe (WYC) 2001 por Terence P. Noble; Traducción Literal de Young (YLT) por Dominio Público.

Gracias y Honor

A Dios sea la gloria (Dios, Jesús y el Espíritu Santo)

****

Abba Padre, te dedico este libro. Te honro con este libro y todas sus partes. Que este libro que hace referencia a Tu Palabra (Biblia) cumpla con el Salmo 107:20 RV: "Envió su palabra, y los sanó y los libró de su destrucción". Que este libro y su unción transformen las vidas, los cuerpos, las mentes, las emociones de los lectores quienes a su vez te darán Gloria. Como el Espíritu Santo vivifica sus cuerpos mortales (Romanos 8:11) en el Nombre de Jesús.

****

Salmo 27:4 NVI Para contemplar la hermosura de Jehová.

Isaías 33:17 RVR1960 Tus ojos verán al rey en su hermosura.

~ Porque yo os devolveré la salud y os sanaré de vuestras heridas,' dice el SEÑOR, 'porque desterrada os llamaron diciendo: "Esta es Sión; Nadie la busca. Jeremías 30:17 NVI

Contents

Introducción

Este libro consta de una oración de belleza sobrenatural más un desglose de todas las promesas de Dios en diferentes áreas relacionadas con la belleza y el arreglo personal, asuntos de intimidad para parejas casadas y mucho más.

Lea la oración de la Belleza en voz alta al final del libro y una vez que termine esté de acuerdo con ella diciendo: "Creo que la recibo, Amén".

Vaya a la sección que le corresponde a USTED y encuentre las cosas que le gustaría sanar o restaurar en su cuerpo, incluso algunas cosas que nunca pensaría que a Dios le importarían. Hay cosas de las que quizás no te sientas incómodo hablando con otros, pero Dios sabe que lo deseas. Puede parecerte vergonzoso, pero Dios puede traerte plenitud en esas áreas. Mire una condición que tenga y vea la escritura que sobrenaturalmente lo sanará, restaurará y completará.

Tome la palabra de Dios, sus promesas en cualquier área relacionada con su necesidad, anhelo y deseo, y léala a diario, incluso agregue su nombre para que sea suyo y pueda volverse real para usted. También puede grabarlo y escucharlo a menudo. Tienes que permitir que la Palabra de Dios te consuma para que cuando despiertes la veas, cuando duermas sueñes, o simplemente en tu día puedas ver lo que estás creyendo como realidad pero no se ha manifestado sí . Hebreos 11:1 Ahora bien, la fe es la certeza de lo que se espera, la convicción de lo que no se ve.

Sólo permanece en la fe "creencia" y observa cómo Dios transforma tu vida y tu cuerpo. Él dijo: "Me quedaré contigo hasta que haya hecho todo lo que te prometí" (Génesis 28:15 MSG).

Te daré gracias, porque soy asombrosa y maravillosamente hecho; Maravillosas son tus obras, y mi alma lo sabe muy bien. Salmo 139:14 LBLA

"Belleza" Femenina

Eres toda hermosa, querida. Cantares 4:7 NVI

Para darles Belleza por Cenizas. Isaías 61:3 NVI

Tenga en cuenta que algunas de estas escrituras pueden tener diferentes significados, pero estoy usando lo que se indica en la versión dada de las escrituras.

<u>ROSTRO</u>

Cantar de los Cantares 1:15 NVI ¡Qué hermosa eres, amada mía! ¡Ay, qué hermoso!

Ester 2:7 NVI La joven (Ester) era muy bien parecida.

Ester 2:7 NVI Esta joven, también conocida como Ester, era hermosa.

Hermosa Tez
Cantares 4:7 AMP ¡No hay defecto ni mancha en ti!

Ojos Hermosos
Cantar de los Cantares 7:4 NTV Tus ojos son como los estanques resplandecientes en Hesbón junto a la puerta de Bat-rabim.

Nariz Perfecta
Cantares 7:4 NTV Tu nariz es tan fina como la torre del Líbano que domina Damasco.

Hermosa Sonrisa
Cantares 4:3 NVI Hermosa es tu boca.

Conjunto Completo de Dientes
Cantares 4:2 NVI Tus dientes… coinciden perfectamente, no falta ninguno.

CABELLO

Dios sabe que tu cabello es importante para ti
Lucas 12:7 RV De hecho, los mismos cabellos de tu cabeza están todos contados. No tengas miedo; vales más que muchos pajarillos.

Mateo 10:30 RVR1960 Y hasta los mismos cabellos de vuestra cabeza están todos contados.

Crecimiento Instantáneo del Cabello
Judges 16:22 GNT Pero su cabello comenzó a crecer de nuevo.

Caída del Cabello
Lucas 21:18 RV Pero ni un cabello de tu cabeza perecerá.

Beneficios de la Proteína para tu Cabello

Hechos 27:34 RVR1960 Por tanto, os ruego que comáis algo de carne, porque esto es para vuestra salud, porque no se caerá ni un cabello de la cabeza de ninguno de vosotros. {La proteína ayuda a que tu cabello crezca y lo fortalezca}.

Pelo Largo

Cantar de los cantares de Salomón 4:1, 6:5 NVI Tu cabello es como un rebaño de cabras que descienden del monte de Galaad.

1 Corintios 11:15 RVR1960 Pero si la mujer tuviere cabello largo, le es gloria; porque su cabello le es dado a ella por velo.

Cantares 7:5 NTV El brillo de tu cabello irradia realeza. El rey está cautivo por sus trenzas.

Cabello Sano

Cantares 7:5 NTV Tu cabeza es tan majestuosa como el Monte Carmelo, y el brillo de tu cabello irradia realeza. El rey está cautivo por sus trenzas.

<u>CUERPO</u>

Cuello Juvenil
Cantares 4:4 NVI Tu cuello es como la torre de David.

Cantares 7:4 NTV Tu cuello es tan hermoso como una torre de marfil.

Turgentes Senos
Canción de Salomon 4:5 NVI Tus senos son como dos cervatillos, como dos cervatillos de gacela que pacen entre los lirios.

Canción de Salomon 7:7 NTV Tus pechos son como racimos de fruta.

Ombligo Perfecto
Cantares 7:2 NTV Tu ombligo está perfectamente formado como una copa llena de vino mezclado.

Muslos bien Formados
Canción de Salomon 7:1 NTV ¡Oh doncella real! Tus muslos redondos son como joyas, obra de un hábil artífice.

Caderas con Curvas
Canción de Salomon 7:1 AMP Las curvas de tus caderas son como joyas, obra de manos de artista.

Forma Saludable (Peso)
Canción de Salomon 7:7 NTV Eres esbelto como una palmera.

Ester 2:7 LBLA La joven tenía una hermosa figura.

Ester 2:7 NVI Esta joven, también conocida como Ester, tenía una figura hermosa.

<u>PIEL HUMANA</u>

Restauración de la Piel
Job 33:25 NVI Que su carne se renueve como la de un niño; sean restaurados como en los días de su juventud.

2 Reyes 5:14 RVR1960 y su carne se restauró como la carne de un niño pequeño y quedó limpio

2 Samuel 14:25 NVI desde la coronilla de su cabeza hasta la planta de sus pies no había en él defecto

Cambio de Edad (Renovación de la Piel)
Salmo 103:5 NVI El que sacia de bienes tu boca, Para que tu juventud se renueve como la del águila.

Tratamientos de Belleza
Ester 2:3 NVI Que se les den tratamientos de belleza.

Ester 2:12 NVI Ella tuvo que completar doce meses de tratamientos de belleza prescritos para las mujeres, seis meses con aceite de mirra.

Piel Suave
Cantar de los Cantares 7:2 MSG Tu piel es sedosa y tostada como un campo de trigo tocado por la brisa.

COSMÉTICOS

Maquillaj e de Ojos
Cantares 4:1 NVI Tus ojos detrás de tu velo son palomas.

Lápiz Labial
Cantares 4:3 NVI Tus labios son como una cinta escarlata.

Cosméticos
Ester 2:12 NVI Tenía que completar doce meses de tratamientos de belleza prescritos para las mujeres, seis meses con aceite de mirra y seis con perfumes y cosméticos.

<u>FRAGANCIA</u>

Cantares 4:10 NVI NVI Fragancia de tu perfume

Cantares 4:11 NVI Y la fragancia de tus vestidos es como la fragancia del Líbano.

Ester 2:12 NTV Le dieron los doce meses prescritos de tratamientos de belleza: seis meses con aceite de mirra, seguidos de seis meses con perfumes y ungüentos especiales.

<u>TRATAMIENTOS DE BELLEZA</u>

Terapia de Boticario

Jeremías 8:22 RV ¿No hay bálsamo en Galaad?

Cantar de los Cantares 4:13-14 RV Tus plantas, huerto de granados, con frutos deliciosos; alcanfor, con nardo, nardo y azafrán; cálamo y canela, con todos los árboles de incienso; mirra y áloes, con todas las principales especias aromáticas.

Génesis 37:25 NVI Cuando se sentaron a comer, miraron hacia arriba y vieron una caravana de ismaelitas que venía, y de Galaad. Sus camellos estaban cargados de especias aromáticas, bálsamo, mirra, y se dirigían a llevarlos a Egipto.

Jeremías 46:11 NVI Sube a Galaad y toma bálsamo

Terapia de Luz
Para Piel, Ojos, Dientes
Hebreos 1:3 AMPC Él es la única expresión de la gloria de Dios [el Ser de Luz, el resplandor o resplandor de lo divino].

Terapia de Agua
Interno
Juan 7:38 RV El que cree en mí, como dice la Escritura, de su interior correrán ríos de agua viva.

Terapia de Agua
Externo
2 Reyes 5:14 NTV Así que Naamán bajó al río Jordán y se sumergió siete veces, tal como el hombre de Dios le había indicado. ¡Y su piel se volvió tan sana como la piel de un niño pequeño, y fue sanado!

Terapia Vaginal

Cantares 4:12 NVI Jardín cerrado eres tú, hermana mía, novia mía; eres un manantial cerrado, una fuente sellada.

Exfoliantes corporales Sal del Mar Muerto

Ezequiel 47:8-11 NVI [8]me dijo: "Esta agua fluye hacia la región oriental y desciende al Arabá, donde entra en el Mar Muerto. Cuando desemboca en el mar, el agua salada se vuelve dulce. [9]Enjambres de criaturas vivientes vivirán dondequiera que fluya el río. Habrá gran cantidad de peces, porque esta agua fluye allí y hace que el agua salada sea fresca; así donde corre el río todo vivirá. [10]Los pescadores se pararán a lo largo de la orilla; desde En-Gedi hasta En-Eglaim habrá lugares para tender redes. Los peces serán de muchas clases, como los peces del mar Mediterráneo. [11]Pero los pantanos y ciénagas no refrescarán; se dejarán para la sal..

<u>HIGIENE</u>

Tomar un Baño

Proverbios 30:12 MSG No te imagines muy presentable cuando no te has bañado en semanas.

Dientes

Para dientes Blancos

Cantares 4:2 NTV Tus dientes son más blancos que ovejas recién lavadas.

Aliento

Cantares 7:8 MSG Tu aliento es limpio y fresco como menta fresca

Manos

Cantares 5:5 NVI. Mis manos goteaban mirra

Pies

Cantares 7:1 NVI ¡Qué hermosos tus pies calzados con sandalias!

Cantares 5:3 LBLA He lavado mis pies, ¿cómo podré ensuciarlos otra vez?

<u>GENITALES</u>

Cantares 4:13-14 NTV [13]Tus muslos albergan un paraíso de granadas con especias raras: henna con nardo, [14]nardo y azafrán, fragantes cálamo y canela, con todos los árboles de incienso, mirra y áloe, y todas las demás especias deliciosas.

Cantares 7:2 NTV Entre tus muslos yace un montículo de trigo bordeado de lirios.

ACCESORIOS DE MODA

La ropa realza tu belleza, te da confianza incluso cuando usas el sostén adecuado.

Moda

Ester 5:1 RV Aconteció que al tercer día, Ester se vistió su ropaje real.

Lucas 7:25 NVI Los que usan ropa costosa y se entregan al lujo están en los palacios.

Proverbios 31:22 RVR1960 Su vestido es de seda y púrpura.

Ezequiel 16:13 NTV Tu ropa estaba hecha de lino fino y tela costosa y estaba bellamente bordada.

Salmo 45:13 BST Toda su gloria es la de la hija del rey de Esebon, vestida como ella con vestiduras doradas con flecos.

Joyas

Cantar de los Cantares 1:10 NVI Hermosas tus mejillas con aretes, tu cuello con collares de joyas.

Joyería (continuación)

Cantares 4:4 NVI Tu cuello es como la torre de David, edificada con hileras de piedras; de él cuelgan mil escudos, todos ellos escudos de guerreros.

Cantares 4:9 NVI Joya de tu collar.

Ester 2:17 NTV Y el rey amaba a Ester más que a cualquiera de las otras jóvenes. Estaba tan encantado con ella que le puso la corona real en la cabeza y la declaró reina en lugar de Vasti.

Génesis 24:22 NTV Sacó un anillo de oro para su nariz y dos brazaletes grandes de oro para sus muñecas.

Ezequiel 16:13 NTV Y por eso te adornaron con oro y plata.

Ezequiel 16:12 RVR1960 Y pondré joyas en tu frente, y zarcillos en tus orejas, y una diadema de hermosura en tu cabeza.

Salmos 45:9 NTV Las hijas de los reyes se encuentran entre tus mujeres nobles. ¡A tu derecha está la reina, con joyas del oro más fino de Ofir!

Hombre "Guapo"

Tenga en cuenta que algunas de estas escrituras pueden tener diferentes significados, pero estoy usando lo que se indica en la versión dada de las escrituras.

ROSTRO

Salmos 45:2 NTV Eres el más guapo de todos. Misericordiosas palabras brotan de tus labios. Dios mismo te ha bendecido para siempre.

Piel Sana
2 Samuel 14:25 NVI Desde la planta de su pie hasta la coronilla de su cabeza no hubo defecto en él.

Cantar de los Cantares 5:13 MSG Su rostro es áspero.

Cantares 5:13 WYC Su rostro es suave y bronceado

Ojos Atractivos
Song of Solomon 5:12 NTV Sus ojos son un par de palomas que se bañan en un arroyo que fluye con leche.

Sexy Sonrisa
Cantar de los Cantares 5:16 RV Su boca es dulcísima.

Conjunto Completo de Dientes
Cantar de los Cantares 4:2 NVI Tus dientes... coinciden perfectamente, no falta ninguno.

CABELLO

Dios sabe que tu cabello es importante para ti
Lucas 12:7 De hecho, los mismos cabellos de tu cabeza están todos contados. No tengas miedo; vales más que muchos pajarillos.

Mateo 10:30 Y hasta los mismos cabellos de vuestra cabeza están todos contados.

Crecimiento Instantáneo del Cabello
Jueces 16:22 GNT Pero su cabello comenzó a crecer de nuevo.

Caída del cabello
Lucas 21:18 Pero ni un cabello de vuestra cabeza perecerá.

Beneficios de la proteína para el cabello
Hechos 27:34 RV Por tanto, les ruego que tomen algo de carne, porque esto es para su salud, porque a ninguno de ustedes se le caerá un cabello. {La proteína ayuda a que tu cabello crezca y lo fortalezca}

Cabello Largo

Jueces 13:5 NVI Porque ciertamente concebirás y darás a luz un hijo. Nunca debes cortarle el cabello, porque el niño será nazareo de Dios desde su nacimiento, y comenzará a salvar a Israel del poder de los filisteos.

2 Samuel 14:26 TLA Su cabello era muy espeso y tenía que cortarlo una vez al año, cuando se le hacía demasiado largo y pesado. Pesaría unas cinco libras según el estándar real de pesos.

2 Samuel 14:26 NVI Al final de cada año, Absalón cortaba el cabello de su cabeza y lo pesaba. El cabello pesaba alrededor de cinco libras.

Cantar de los Cantares 5:11 MSG Con rizos negros como el cuervo cayendo sobre sus hombros.

Cantares 5:11 YLT Sus cabellos sueltos, oscuros como un

CUERPO

Brazos Fuertes

Cantares 5:14 NVI Sus brazos son como barras de oro

Buenas Manos
Cantares 5:14 NVI Sus manos están bien formadas

Paquete de Seis
Cantares 5:14 AMP Su abdomen es una figura de marfil tallado con incrustaciones de zafiros.

Cantares 5:14 NVI Su torso es obra de escultor, duro y liso como el marfil.

Gran Cofre
Cantar de los Cantares 5:14 GW Su cofre es un bloque de marfil cubierto de zafiros.

Buena Postura
Cantares 5:15 MSG Él se yergue alto, como un cedro, fuerte y de raíces profundas

Piernas Fuertes
Cantares 5:15 RV Sus piernas, como columnas de mármol, asentadas sobre basas de oro fino.

Físico Saludable (Peso)
Cantar de los Cantares 2:9 NVI Mi amado es como una gacela o un ciervo joven.

Cantar de los Cantares 5:10 MSG Mi querido amante resplandece de salud, ¡rojizo, radiante!

Físico Saludable (Peso) continuado
Cantares 5:10 NVI Mi amor es apto y fuerte.

Cantares 5:10 NVI Es hermoso y saludable.

Cantar de los Cantares 5:14 MSG Los músculos finos se ondulan debajo de su piel, tranquilos y hermosos.

Cantares 5:14 VOZ Su cuerpo exhibe su hombría como un colmillo de marfil con incrustaciones de zafiros.

<u>PIEL HUMANA</u>

Restauración de la piel
Job 33:25 NTV Entonces su cuerpo volverá a estar tan sano como el de un niño, firme y joven de nuevo.

2 Reyes 5:14 RV Y su carne se volvió como la carne de un niño pequeño y quedó limpio

2 Samuel 14:25 NVI Desde la coronilla de su cabeza hasta la planta de sus pies no hubo en él defecto

Cambio de Edad (Renovación de la Piel)

Salmo 103:5 NVI El que sacia de bienes tu boca, Para que tu juventud se renueve como la del águila.

FRAGANCIA

Cantares 1:3 NVI La fragancia de tus colonias es deliciosa.

Cantar de los Cantares 5:15 MSG Una montaña escarpada de un hombre, aromática con madera y piedra.

Salmos 45:8 RVR1960 Todos tus vestidos huelen a mirra, áloe y casia

HIGIENE

Bañarse

Proverbios 30:12 MSG No se imagine que está muy presentable cuando no se ha bañado en semanas.

Cuerpo

Cantares 1:3 NVI La loción que tienes puesta agrada a mí.

Dientes

Dientes blancos

Cantar de los Cantares 4:2 NVI Tus dientes son más blancos que ovejas recién lavadas.

Aliento

Cantares 5:13 VOZ Sus labios, lirios que destilan y fluyen mirra.

Cantares 7:8 MSG Tu aliento es limpio y fresco como menta fresca.

Cabello

Cantar de los Cantares 5:2 NTV Mi cabeza está mojada por el rocío, y mi cabello húmedo por la niebla.

Barba

Cantares 5:13 MSG Su barba huele a salvia.

Cantares 5:13 VOZ Sus barbudas mejillas son como un jardín de especias, con torres de especias

Pies

Romanos 10:15 RVR1960 Como está escrito: ¡Cuán hermosos son los pies de los que anuncian el evangelio de la paz y anuncian buenas nuevas!

MODA Y COMPLEMENTOS

Vestimenta

Ester 6:8 RVR1960 Tráiganse las vestiduras reales que el rey usará.

Hechos 12:21 RV1960 Y en un día señalado, Herodes, vestido con vestiduras reales.

Lucas 7:25 NVI Los que usan ropa costosa y se entregan al lujo están en los palacios.

Éxodo 39:1 NTV Los artesanos hicieron hermosas prendas sagradas de tela azul, púrpura y escarlata, ropa que Aarón usaría mientras ministraba en el Lugar Santo, tal como el SEÑOR le había ordenado a Moisés.

Éxodo 39:27-28 NTV 27 Hicieron túnicas para Aarón y sus hijos de tela de lino fino. 28 El turbante y las prendas especiales para cubrir la cabeza eran de lino fino, y la ropa interior también era de lino fino tejido.

Génesis 41:42 NVI Entonces Faraón vistió a (José) con túnicas de lino fino.

Lucas 15:22 NVI Pero el padre dijo a sus sirvientes: '¡Rápido! Trae la mejor túnica y vístela... y sandalias en sus pies.

Daniel 5:29 NTV Luego, por orden de Belsasar, Daniel se vistió con túnicas de color púrpura.

Joyas

Cantar de los Cantares 3:11 RVR1960 Salid, oh hijas de Sion, y mirad al rey Salomón con la corona con que le coronó su madre el día de su desposorio, y el día del gozo de su corazón.

Génesis 41:42 NVI Entonces Faraón tomó su anillo de sellar de su dedo y lo puso en el dedo de José... y puso un collar de oro alrededor de su cuello.

Lucas 15:22 NVI Pero el padre dijo a sus sirvientes... pongan un anillo en su dedo.

Daniel 5:29 NTV Luego, por orden de Belsasar, se colgó una cadena de oro alrededor del cuello (de Daniel).

Deformidades

Deja que el Padre Amoroso te sane, sí, Él puede sanar las cosas más pequeñas, incluso las cosas más grandes. Él te ama. Dios puede restaurar y sanar tu cuerpo, así que entrégale tus deformidades a Jesús para que puedas sanar. Puede que no necesites cirugía plástica, ¡solo necesitas lo SOBRENATURAL de Dios!

Mateo 15:30-31 RVR1960 [30]Y vino a él mucha gente, trayendo consigo a los que estaban... mutilados (falta una parte del cuerpo)... y los arrojaron a los pies de Jesús; y los sanó: [31]De tal manera que la multitud se maravilló, al ver... los mutilados ser sanos (parte del cuerpo restaurada) y glorificaron al Dios de Israel.

Di esto: Jesús, vengo a ti y pongo mi (indica tu deformidad) a tus pies y recibo mi(s) parte(s) del cuerpo restauradas. Te doy Gloria Dios en el Nombre de Jesús.

Jesús nos REDIMIO de la Maldición

Gálatas 3:13 RVR60 Cristo nos redimió de la maldición de la ley, hecho por nosotros maldición; porque está escrito:
Maldito todo el que es colgado en un madero.
Jesús nos REDIMIO de la Maldición

Mateo 4:23 RV (Jesús) sanando toda enfermedad y toda dolencia.

No hay enfermedad, dolencias o muerte en el Cielo. Venga Tu Reino Hágase Tu Voluntad en la TIERRA como en el Cielo.

Dios no pone enfermedades, dolencias, muerte sobre las personas. <u>Satanás lo hace!!!</u> Recuerda que Jesús murió en la cruz, derramó su sangre, su cuerpo fue partido y por su llaga somos sanados. ¿Por qué iba a morir por nosotros para ser sanados, sanos, ricos, casarnos, tener hijos, tener una larga vida para que Él cambie y traiga cosas malas sobre nosotros? Dios no es un Dr. Jekyll y Mr. Hyde. ¡Necesitas entrar en la Biblia para saber quién es Dios, lo cual es BUENO! Investigue la Biblia en todas las escrituras sobre la Bondad de Dios. ¿Cómo puede un Dios bueno ser malo?

AHORA Dios también es un JUEZ al igual que las leyes en la tierra que deben seguirse, hay leyes del Reino que deben seguirse con Dios, así que si vas en contra, Dios juzgará al igual que en la tierra, donde si rompes las leyes puedes encontrarte a ti mismo frente a un juez. Por eso es mejor ser obediente a Dios.

TENGA EN CUENTA que usted puede causar enfermedades y dolencias por su propia cuenta al tener un mal estilo de vida por lo que come, bebe, malas actividades sexuales (la ciencia respalda esto), cosas ilegales, falta de perdón (la ciencia respalda esto), miedo (la ciencia respalda esto), y no arrepentirse. ¡Pero Jesús! Jesús es tan misericordioso que te sanará, así que no te sientas condenado si hiciste algunas cosas y tienes una enfermedad. Jesús murió en la cruz y tiene poderes curativos en su sangre derramada.

Jesús vino y se sacrificó por nosotros. Él derramó sangre y Su cuerpo fue partido para que nosotros fuéramos sanados. LEA Gálatas 3:13 nuevamente.

Por favor, vea ejemplos de la maldición enumerados en la Biblia. Ahora ve al PASO DE ACCIÓN para tu curación.

La Maldición: Condición De La Piel, Enfermedades De La Piel

Deuteronomio 28:27 VOZ El Eterno os afligirá con toda clase de enfermedades incurables de la piel, como los furúnculos que fueron plaga en Egipto; sufrirás tumores y escorbuto y picazón, pero nunca encontrarás alivio.

La Maldición: el cabello y el cuero cabelludo

Isaías 3:17 NVI En tu cabeza habrá llagas y calvicie.

Isaías 3:24 NTV su elegante cabello se caerá.

La Maldición: enfermedad y dolencia

Deuteronomio 28:21-22 NVI [21]El Señor te plagará con enfermedades mortales hasta que te haya quitado completamente de la tierra que vas a poseer. [22]Él los afligirá con debilidad, fiebre, inflamación, infección.

La Maldición:

Isaías 3:24 NVI
En lugar de Perfume, habrá Hedor;
En lugar de Cinturones, habrá Cuerdas;
En lugar de Fancy Hairdos, tendrán Calvos.
En lugar de ropa costosa, se vestirán de cilicio;
En lugar de Belleza, tendrán Cicatrices feas.

PASO DE ACCIÓN: Recibe tu sanidad

Para aquellos que tienen deformidades, condiciones y/o enfermedades con **su vista y oído** reciban su sanidad porque según Proverbios 20:12 ERV Fue el SEÑOR quien nos dio ojos para ver y oídos para oír.

Para todos los demás según Gálatas 3:13, Cristo te redimió de la maldición de (Nombra tu síntoma, condición, enfermedad, dolor, dolencia, deformidad) tiene que inclinarse en el nombre de Jesús. Restaurar en el Nombre de Jesús vienen los milagros creativos. Sé sanado y sé completo en el Nombre de Jesús.

Pregunta del Día
¿Dios maldice a las personas?

25 de junio de 2019

Según el Ministerio Kenneth Copeland, "Efesios 4:27 nos dice que no demos lugar al diablo, y desobedecer a Dios es una forma en que un cristiano puede darle lugar a él. La desobediencia abre las puertas a todo, desde la enfermedad hasta la destrucción y muerte (Romanos 6:23). Entonces, una de las claves para mantener a Satanás y su destrucción fuera de nuestras vidas es que obedezcamos a Dios (1 Juan 5:18). Dios NO es el autor de la maldición ni nada relacionado a la maldición, como la enfermedad, la pobreza y la muerte (Juan 10:10). La fuente de una vida maldita es el pecado, y la fuente del pecado es el diablo, no Dios. Nada de vivir una vida maldita es voluntad de Dios, porque su voluntad se revela claramente a través de Jesús ¡Recuerden siempre que servimos a un Dios bueno que busca la forma de bendecirnos y no de maldecirnos (Salmo 35:27; Proverbios 10:22; Ezequiel 33:11)!" (Pregunta, 84)

Parejas Casadas

Esposas

<u>CUESTIONES DE HIGIENE</u>

La higiene puede ser un problema al hacer el amor, especialmente el sexo oral, tal vez tengas inseguridad sobre cómo huele tu vagina y especialmente si tu esposo lo mencionó. Antes de hacer el amor, tome un baño o una ducha.

Cantares 7:8 MSG Tu aliento es limpio y fresco como menta fresca

Proverbios 30:12 MSG No te imagines muy presentable cuando no te has bañado en semanas.

Cantar de los Cantares 4:10 NVI Biblia ...¡la fragancia de tu perfume es mejor que cualquier especia!

<u>PROBLEMAS DE SUEÑO</u>

Dormir es sexy, descansar diariamente ayudará a tu vida sexual. Tu cuerpo se repara y se cura solo con la cantidad adecuada de sueño. La higiene puede ser un problema al hacer el amor, especialmente el sexo oral, tal vez tengas inseguridad sobre cómo huele tu vagina y especialmente si tu esposo lo mencionó. Antes de hacer el amor, tome un baño o una ducha. Recuerda que el sexo te pondrá a dormir. ¡Ja ja!

Proverbios 3:24 TLA Descansarás sin preocupaciones y dormirás profundamente.

Salmos 4:8 NTV En paz me acostaré y dormiré, porque solo tú, oh SEÑOR, me mantendrás a salvo.

<u>CUESTIONES DE DESEO SEXUAL</u>

Es posible que tenga un deseo sexual bajo, tal vez ningún deseo sexual. Dios te ha dado Deseos Sexuales hacia tu esposo. Entonces, esposa, toma esa sensualidad y se la pones a tu esposo, niña.

Esposa para despertar tu Sexualidad

1 Corintios 7:3 VOZ Cada esposo tiene la responsabilidad de satisfacer los deseos sexuales de su esposa, y cada esposa debe hacer lo mismo por su esposo.

1 Corintios 7:3 AMPC No se nieguen, ni se priven ni se defrauden [de sus debidos derechos maritales (sexuales)]. No sea que Satanás los tiente [a pecar] por su falta de control del deseo sexual.

1 Corintios 7:34 PHILLIPS La mujer casada debe ocuparse de las cosas de este mundo, y su fin será agradar a su marido.

Toca a tu Cónyuge ara iniciar el Amor

Proverbios 5:19 TPT Deja que sus pechos sean tu satisfacción, y deja que su abrazo te embriague en todo momento. ¡Estad continuamente deleitados y embelesados con su amor!

<u>DISFUNCIÓN SEXUAL</u>

Falta de lubricación

Cantares 4:12 RV Un jardín cercaba a mi esposa; manantial cerrado, fuente sellada.

Cantares 4:15 RV Una fuente de jardines, una fuente de aguas vivas, y arroyos del Líbano.

Pídele a Dios tu lubricación sexual natural. El sexo continuo te ayudará.

Según el Dr. Ja-Hong Kim, "A medida que las mujeres envejecen, sus vaginas tienden a perder elasticidad y lubricación. Esto se debe a los cambios hormonales que generalmente acompañan a la menopausia. Sin embargo, hay buenas noticias. "Si la mujer permanece sexualmente activa a lo largo de su vida, [la vagina] retiene mejor algunas de estas propiedades ", dice Kim. "Es una cosa de úsalo o piérdelo". La estimulación continua de la vagina puede ayudar a mantener las glándulas y los músculos en buen estado de funcionamiento. Lo contrario también es cierto. Kim ha visto a mujeres mayores que no son sexualmente activas perder su elasticidad hasta el punto de que su abertura vaginal se restringe al tamaño de dos dedos. (Kubota, 84).

Maridos

<u>CUESTIONES DE HIGIENE</u>

La higiene puede ser un problema al hacer el amor, especialmente en el sexo oral, tal vez haya cierta inseguridad con el sudor y tal vez tu esposa se quejó de tus testículos malolientes. Antes de hacer el amor, tome un baño o una ducha.

Cantares 7:8 MSG Tu aliento es limpio y fresco como menta fresca

Proverbios 30:12 MSG No te imagines muy presentable cuando no te has bañado en semanas.

Cantares 1:3 NVI La fragancia de tus colonias es deliciosa.

<u>PROBLEMAS DE SUEÑO</u>

Dormir es sexy descansar diariamente ayudará a tu vida sexual. Tu cuerpo se repara y se cura solo con la cantidad adecuada de sueño. Recuerda que el sexo te pondrá a dormir. ¡Ja ja!

Proverbios 3:24 TLA Descansarás sin preocupaciones y dormirás profundamente.

Salmos 4:8 NTV En paz me acostaré y dormiré, porque solo tú, oh SEÑOR, me mantendrás a salvo.

<u>CUESTIONES DE DESEO SEXUAL</u>

Es posible que tenga un deseo sexual bajo, tal vez ningún deseo sexual. Dios te ha dado un Anhelo de sexo hacia tu esposa.

Marido para despertar tu Sexualidad

Salmo 45:11 VOZ Porque el rey añora tu hermosura

Cantares 4:10 RVR60 ¡Qué hermosos son tus pechos, hermana mía, esposa mía! tus pechos son más hermosos que el vino, y el dulce olor de tus ungüentos más que todas las especias aromáticas.

Proverbios 5:19 NTV Deja que sus pechos te satisfagan siempre. Que siempre seas cautivado por su amor.

Vitalidad / Vigor Incluso en la Vejez

Deuteronomio 34:7 TLB Moisés tenía 120 años cuando murió, pero su vista era perfecta y era tan fuerte como un hombre joven.

DISFUNCIÓN SEXUAL

Impotencia

Romanos 4:19, 21 MSG [19]Abraham no se enfocó en su propia impotencia y dijo, "Es inútil... Él no anduvo de puntillas alrededor de la promesa de Dios haciendo preguntas cautelosamente escépticas. Se sumergió en la promesa y salió fuerte, listo para Dios, [21]seguro de que Dios cumpliría lo que había dicho.

Salmo 45:3 RV Ciñe tu espada sobre tu muslo, oh poderoso, con tu gloria y tu majestad.

Estrés Relacionado con el Trabajo a la Impotencia:

Lucas 1:23 -24 LBLA [23]Cuando terminaron los días de su servicio sacerdotal, regresó a su casa. [24]Ahora bien, después de estos días su esposa Isabel quedó embarazada, y se mantuvo recluida durante cinco meses.

Salud Mental

Dios como tu Terapeuta

1 Pedro 5:7 NTV Entrega todas tus preocupaciones y preocupaciones a Dios, porque él se preocupa por ti.

Buscar otro Terapeuta

Proverbios 20:18 RVR1960 Todo propósito se establece con el consejo, y con buen consejo haces la guerra.

Proverbios 11:4 RVR1960 Donde no hay consejo, el pueblo cae; Mas en la multitud de consejeros hay seguridad.

Proverbios 12:15 RVR1960 Mas el que escucha el consejo es sabio.

Proverbios 15:22 RVR1960 Sin consejo los propósitos se frustran, Mas en la multitud de consejeros se afirman.

Proverbios 19:20 RVR1960 Oye el consejo, y recibe instrucción, para que seas sabio en tu fin.

Proverbios 24:6 RVR1960 Porque con sabio consejo harás tu guerra, Y en la multitud de consejeros hay seguridad.

Proverbios 1:5 RVR1960 El sabio oirá, y aumentará el saber; y el hombre de entendimiento alcanzará los sabios consejos.

Renueva tu Mente

Filipenses 2:5 RVR1960 Haya en vosotros este sentir que hubo también en Cristo Jesús:

1 Corintios 2:16 RV Porque ¿quién ha conocido la mente del Señor, para que le instruya? Pero tenemos la mente de Cristo.

Romanos 8:6 RVR1960 Porque el ocuparse de la carne es muerte; pero el ocuparse espiritualmente es vida y paz.

Proverbios 23:4 NVI Sobre todo, ten cuidado con lo que piensas porque tus pensamientos controlan tu vida.

Proverbios 10:7 RVR1960 Bendita es la memoria del justo.

Filipenses 4:8 RV Por lo demás, hermanos, todo lo que es verdadero, todo lo honesto, todo lo justo, todo lo puro, todo lo amable, todo lo que es de buen nombre; si hay alguna virtud, y si alguna alabanza, en esto pensad.

Libérate del Control de la Gente

Cantar de los Cantares 1:6 NVI No me menosprecies por mi color, porque el sol me ha curtido. Mis hermanos se enojaron conmigo y me hicieron trabajar en la viña. No tenía tiempo para cuidarme.

1 Corintios 15:33 NVI No se engañen: "Las malas compañías corrompen los buenos hábitos".

PARA LA MUJER "Me Time"
Naturaleza de la Mujer, Condición de Mujer, Feminidad
Necesitas tiempo para conectarte con otras mujeres, pasar tiempo con tus amigas.
Hechos 16:13 NVI El día de reposo salimos de la puerta de la ciudad hacia el río, donde esperábamos encontrar un lugar de oración. Nos sentamos y comenzamos a hablar con las mujeres que se habían reunido allí.

PARA EL VARÓN "Me time"
Naturaleza del Hombre, Hombría, Guerrero
Necesitas tiempo para conectarte con otros hombres, pasar tiempo con tus amigos.
Éxodo 15:3 NVI El SEÑOR es un guerrero; Jehová es su nombre.

Etiqueta y Modales

Proverbios 23:1-3 NVI [1]Cuando te sientes a comer con una persona importante, recuerda con quién estás. [2]Nunca coma demasiado, incluso si tiene mucha hambre. [3]No comas demasiado de su excelente manjar. Puede que sea un truco.

Proverbios 23: 6-7 NTV [6]No comas con gente tacaña; no desees sus manjares. [7]Siempre están pensando en cuánto cuesta. "Comed y bebed", dicen, pero no lo dicen en serio.

Proverbios 23:20 NVI No seas un gran bebedor ni te llenes de comida.

Colosenses 4:6 LBLA Vuestra palabra debe ser siempre con gracia, como sazonada con sal, para que sepáis cómo debéis responder a cada persona.

1 Corintios 14:40 RVR1960 Hágase todo decentemente y con orden.

Filipenses 4:5 NVI Mostrar una actitud amable hacia todos.

Gálatas 5:22-23 NTV [22]Pero el Espíritu Santo produce este tipo de fruto en nuestra vida: amor, alegría, paz, paciencia, amabilidad, bondad, fidelidad, [23]amabilidad y dominio propio. ¡No hay ley contra estas cosas!

Proverbios 15:17 NTV Es mejor comer verduras con la gente que amas que comer la mejor carne donde hay odio.

FEMENINO "Modales"

1 Timoteo 3:11 GNT dice que sus esposas también deben ser de buen carácter y no deben murmurar, deben tener dominio propio y ser honestas en todo.

MASCULINO "Modales"

1 Timoteo 3:2 NVI, 3:3 NTV [2]Ahora bien, el supervisor debe ser irreprochable, fiel a su esposa, moderado, con dominio propio, respetable, hospitalario, capaz de enseñar, [3]No debe ser un bebedor empedernido ni ser violento. Debe ser amable, no pendenciero y no amar el dinero.

Ejercicio

Pérdida de Peso
Cantar de los Cantares 7:7 NTV Eres esbelta como una palmera.

Ejercicio, Pérdida de Peso
Ester 2:7 NVI La joven (Ester) tenía una figura hermosa.

Ester 2:7 NVI Esta joven, también conocida como Ester, tenía una figura hermosa.

Ejercicio
Cantares 2:9 NTV Mi amante es como una gacela veloz o un ciervo joven.

Cantares 5:10 CSB Mi amor es fuerte y apto

Mentalidad
Filipenses 4:13 RVR1960 Todo lo puedo en Cristo que me fortalece.

1 Corintios 6:19 NTV ¿No se dan cuenta de que su cuerpo es el templo del Espíritu Santo, que vive en ustedes y les fue dado por Dios? No te perteneces a ti mismo.

Bienestar

Proverbios 17:22 NVI El corazón alegre es buena medicina, pero el espíritu triste seca los huesos.

Ejercicio

1 Corintios 9:27 NTV Disciplino mi cuerpo como un atleta, entrenándolo para que haga lo que debe.

Proverbios 31:17 RV Ciñe de fuerza sus lomos, y fortalece sus brazos.

Danza

Cantar de los Cantares 6:13 NVI Danza! ¡Bailar! ¡Hermosa mujer de Shulam, déjanos verte bailar! ¿Por qué quieres ver a esta mujer de Shulam bailando con los demás?

Marcos 6:22 NVI La hija de Herodías entró y bailó para Herodes y sus invitados.

Comiendo Sano

Salmo 103:5 RV El que satisface tu boca con cosas buenas; para que tu juventud se renueve como la del águila.

Filipenses 4:5 RVR1960 Vuestra moderación sea conocida de todos los hombres. El Señor está cerca.

Hechos 27:34 RVR1960 Por tanto, os ruego que comáis algo de carne, porque esto es para vuestra salud.

1 Corintios 10:31 NVI Así que, ya sea que coman o beban o hagan cualquier otra cosa, háganlo todo para la gloria de Dios.

Ester 2:9 Ella le agradó y ganó su favor. Inmediatamente le proporcionó sus tratamientos de belleza y comida especial.

Daniel 1:12-13,15 NTV [12]"Por favor, pruébennos durante diez días con una dieta de verduras y agua", dijo Daniel. [13]"Al final de los diez días, vean cómo nos vemos en comparación con los otros jóvenes que están comiendo la comida del rey... [15]Al final de los diez días, Daniel y sus tres amigos parecían más sanos y mejor alimentados que los jóvenes que habían estado comiendo la comida asignada por el rey.

Génesis 1:29 NVI Entonces Dios dijo: "Te doy toda planta que da semilla sobre la faz de toda la tierra y todo árbol que tiene fruto con semilla en él. Serán tuyos para comer.

Juan 4:14 NVI Pero el que beba del agua que yo le doy, no tendrá sed jamás. De hecho, el agua que yo les doy se convertirá en ellos en una fuente de agua que salte para vida eterna.

Ezequiel 4:9 TRV Tienes que conseguir algo de grano para hacer pan. Consigue algo de trigo, cebada, frijoles, lentejas, mijo y espelta. Mezcle todas estas cosas en un tazón y tritúrelas para hacer harina. Usarás esta harina para hacer pan.

Génesis 43:11 RV Y su padre Israel les dijo: Si es necesario que sea así ahora, haced esto; tomad de los mejores frutos de la tierra en vuestras vasijas, y llevad al hombre un presente, un poco de bálsamo, y un poco de miel, especias aromáticas, mirra, nueces y almendras.

Esperanza de Vida

Vive Hasta Los 120

Entonces el Señor dijo: "No permitiré que la gente viva para siempre; ellos son mortales De ahora en adelante no vivirán más de 120 años. Génesis 6:3 TLA

Lo saciaré de larga vida y le mostraré mi salvación. Salmos 91:16 NVI

Todos vivirán una larga vida. Éxodo 23:26 NVI

Visión Restaurada

Moisés tenía ciento veinte años cuando murió. Sus ojos no estaban oscuros. Deuteronomio 34:7 NVI

Audición Restaurada

Oídos que oyen y ojos que ven: ¡obtenemos nuestro equipo básico de Dios! Proverbios 20:12 NVI

Aumento de Estatura

Y Jesús crecía en... estatura. Lucas 2:52 RVR1960

Sobrenatural Metamorfosis

Transformación corporal. Dios puede transformar todo tu cuerpo. Permita que Dios haga una restauración y renovación sobrenatural del cuerpo desde el cabello, de la cabeza a los pies.

Jesús dijo: "Todo es posible si uno cree". Marcos 9:23 NTV

2 Corintios 3:18 LBLA Pero nosotros todos, a cara descubierta, mirando como en un espejo la gloria del Señor, somos transformados de gloria en gloria en la misma imagen, como por el Espíritu del Señor.

Job 33:25 NTV Entonces su cuerpo volverá a estar tan sano como el de un niño, firme y joven otra vez.

Job 33:25 TLA Sus cuerpos volverán a ser jóvenes y fuertes

2 Corintios 5:17 RV De modo que si alguno está en Cristo, nueva criatura es; las cosas viejas pasaron; he aquí, todas las cosas son hechas nuevas.

Mateo 17:2 NVI Se transformó delante de ellos, y su rostro resplandeció como el sol. Incluso Su ropa se volvió tan blanca como la luz.

Éxodo 34:29 NVI Aconteció que cuando Moisés descendía del monte Sinaí (y las dos tablas del testimonio estaban en la mano de Moisés mientras bajaba del monte), Moisés no sabía que la piel de su rostro resplandecía por haber hablado con Él.

Romanos 12:2 RV Y no os conforméis a este siglo, sino transformaos mediante la renovación de vuestro entendimiento, para que comprobéis cuál sea la buena voluntad de Dios, agradable y perfecta.

Lucas 24:16,31 TLB 16 Pero ellos no lo reconocieron, porque Dios los guardó de eso. 31cuando de repente, como si les abrieran los ojos, ¡lo reconocieron! ¡Y en ese momento desapareció!

Marcos 16:12 TLB Más tarde ese día se apareció a dos que iban caminando de Jerusalén al campo, pero al principio no lo reconocieron porque había cambiado de apariencia.

2 Corintios 5:17 RV De modo que si alguno está en Cristo, nueva criatura es; las cosas viejas pasaron; he aquí, todas las cosas son hechas nuevas.

El Orador

Permita que Dios transforme sobrenaturalmente su cuerpo, sanándolo y haciéndolo completo.

La Biblia trata sobre lo Sobrenatural, es la naturaleza de Dios y las sanidades fueron metamorfosis de una condición rota a un estado restaurado que puedes recibir en tu propia vida ahora. Los ojos ciegos estaban abiertos. Las bocas cerradas se abrieron, los mudos pudieron hablar. La inversión de edad tuvo lugar donde las personas parecían más jóvenes a su juventud. Piel restaurada. El pelo volvió a crecer al instante. La gente estaba irreconocible. Personas resucitadas de entre los muertos. Los mutilados son aquellos con deformidades a las que les faltaron partes del cuerpo desde el nacimiento o después que podrían haber venido por otros medios a través de la guerra, la mutilación, la enfermedad, los accidentes, la elección de una persona, etc. Mateo 4:23 RV dice Y recorrió Jesús toda Galilea , enseñando en sus sinagogas, y predicando el evangelio del reino, y sanando toda enfermedad y toda dolencia en el pueblo.

Permita que Dios transforme todo su cuerpo que es el regalo de Jesús para usted. Él murió en la cruz, derramó Su sangre y Su cuerpo fue quebrantado por eso, así que recibe el don de la sanidad y la plenitud.

Puede decir: "Bueno, reina Dy, tengo esta gran marca de nacimiento en la pierna derecha que odio usar pantalones cortos.

No quiero molestar a Dios con eso". Jesús te ama y derramó Su sangre para que seas sanado, así que recíbelo.

Puede decir: "Bueno, Queen Dy, nací con esta condición, síntoma, enfermedad, impedimento, está en el ADN de mi familia".

Jesús murió en la cruz y derramó su sangre para que usted sea sanado. Él está liberando Su ADN en ti para restaurar lo que obtuviste de tu linaje familiar. Podría ser una maldición generacional que se filtre a través de su línea de sangre, por ejemplo, la enfermedad cardíaca comenzó con su tatarabuelo y la posibilidad o probabilidad es que la tendrá, pero la sangre de Jesús puede curar eso.

Puede decir: "Oye, Dy, pensé que esto de la curación solo estaba en la Biblia".

No, porque Dios me sanó de (1) problema de tiroides, me quitaron la tiroides derecha y hubiera tomado pastillas el resto de mi vida pero no tengo que hacer eso. (2) Yo tenía un corazón agrandado. Tuve que hacerme un cateterismo cardíaco. Durante la temporada de miedo de mi problema cardíaco, tuve que tomar medicamentos para la presión arterial alta. Luego, años más tarde, incluso la medicina con estatinas. Dios me sanó y no tomo nada de esa medicina. (3) Me hice una radiografía y reveló que mi corazón estaba agrandado, pero años después, para otra radiografía por una razón totalmente diferente, mi médico me dio los resultados de la radiografía y dijo que no había congestión en el pecho y ella dijo que tu corazón no está agrandado. Me sorprendió que dijera eso sobre mi corazón porque ese era un médico diferente al de hace años cuando me diagnosticaron agrandamiento del corazón. Estaba alabando a Dios por sanarme. Algunas de estas enfermedades y enfermedades estaban simultáneamente en mi vida y en temporadas separadas de mi vida, pero Dios me sanó. Tantas historias de Jesús sanando. Incluso le di Gloria a Dios en un libro que escribí hace muchos años sobre Él sanándome de otras dolencias, enfermedades y dolencias y sí, incluso algunas de las mismas de las que me había sanado anteriormente.

Sí, algo de eso fue mi ignorancia "Mi culpa", pero los otros podrían haber sido por el ADN de la línea familiar, las condiciones ambientales, simplemente el viejo satanás enviando espíritus de enfermedades que atacan mi cuerpo y la brujería también. **Jesús sanando está allí ahora mismo. Él es una ayuda presente en su momento de necesidad.**

"Dy, sé que no estás diciendo que Dios puede restaurar mi cabello, leí en el libro donde mostraste que lo hizo por Sansón pero por mí, de ninguna manera".

Sí, Dios puede hacerlo. Tenía el pelo corto y Dios sobrenaturalmente me lo hizo crecer. Tenía una cola de caballo real, "Cola de caballo de niña negra" y era mi cabello, mi cabello real y luego, con el problema de la tiroides, mi cabello se rompió y estaba quebradizo. Divertido pero no divertido, comenzó a romperse en el lado derecho donde tenía el problema de tiroides, así que no sé si eso tiene algún significado. Luego volvió a crecer. Empecé a ir a un profesional en lugar de peinarme yo mismo y me mostró que el rizado excesivo con la plancha me estaba dañando el cabello. Incluso no volví cuando ella sugirió que el cabello crecería y el viejo crecimiento se saldría en la línea de demarcación porque el cabello no se humedecía.

Obtuve un nuevo crecimiento, pero el viejo se desprendió. En ese momento estaba usando un relajante. Me eduqué porque no estaba cuidando mi cabello. Tuve que recurrir a los tejidos, pero luego pasé a las pelucas. Como pueden ver Dios me estaba bendiciendo pero yo estaba destruyendo mi propia bendición. Mi pueblo es destruido por falta de conocimiento (Oseas 4:6). Luego hay incidentes que Dios me reveló que se hizo brujería contra mi cabello.

"Dy, no soy cristiano".

¿A quién crees que sanó Jesús cuando estuvo en la tierra? Nadie se convirtió en Creyente hasta que Él se fue al Cielo. ¡Chica! ¡Chico! Consigue tu sanidad. Sin excusas.

Lector, sabes lo que quieres; puede parecer extravagante para otros, pero no para Dios. Jesús dijo que si puedes creer, entonces todo es posible para aquellos que creen, Marcos 9:23.

<u>El Orador</u>

Ahora déjame lanzar la oración sobre ti para que puedas recibir lo que Dios te prometió, un nuevo cuerpo sano, completo, donde nada falta y nada está roto, un término hebreo "Shalom" en el Nombre de Jesús.

Abba Padre en el nombre de Jesús ordeno tu mano según Isaías 45:11 que se extienda según Hechos 4:30 sobre el cuerpo del lector para metamorfosearlo. Ven, Reino, hágase tu voluntad desde la coronilla de sus cabezas hasta las plantas de sus pies.

Mateo 15:30-31 RVR1960 [30]Y se le acercó mucha gente que traía consigo a cojos, ciegos, mudos, **mancos{partes del cuerpo faltantes}**, y otros muchos enfermos; y los pusieron a los pies de Jesús, y los sanó; [31]de manera que la multitud se maravillaba, viendo a los mudos hablar, **a los mancos sanados{parte del cuerpo restaurada}**, a los cojos andar, y a los ciegos ver; y glorificaban al Dios de Israel.

Abba Padre, extiende tu mano sobre todas las **deformidades**, Mateo 15:31 RV personas que estaban mutiladas venían a sanar, lo que significa que les faltaban partes del cuerpo y Jesús los sanó y las partes del cuerpo que faltaban fueron restauradas e instantáneamente recibieron nuevas extremidades milagrosamente sobrenaturales. Realiza milagros creativos en el cuerpo del lector metamorfoseando todo su cuerpo en el Nombre de Jesús.

Abba Padre extiende tu mano sobre su **CABELLO Y CUERO CABELLUDO** profundizando en la epidermis, la dermis y los niveles de grasa subcutánea rejuveneciendo el suministro de sangre para nutrir el cabello, fortaleciendo las hebras del cabello, previniendo la inflamación, despertando los folículos pilosos muertos, abriendo los folículos pilosos cerrados, reapareciendo los folículos pilosos desaparecidos, restaurando los folículos pilosos dañados y con cicatrices, restaurando los dos folículos pilosos, regenerando nuevos folículos pilosos. Restaure el cabello corto, delgado, débil, quebradizo, seco, dañado, áspero, fibroso y sin brillo, la rotura y pérdida del cabello, la calvicie, todas las formas de enfermedades y condiciones del cuero cabelludo como la psoriasis, la caspa, la cándida, etc. Restaure el cabello y el cuero cabelludo para una condición saludable.

Recuerde todos los cabellos perdidos que están ahí fuera en las moléculas Lucas 12:7 incluso los mismos cabellos de mi cabeza están todos contados. Realice milagros creativos para aquellos que quieren cabello largo, cabello completo, cabello grueso, cabello suave, cabello sedoso, cabello brillante, cabello brillante, cabello y cuero cabelludo humectados, cabello y cuero cabelludo hidratados, cabello sin nudos y sin puntas abiertas. 1 Corintios 11:15 RVR1960 pero si la mujer tiene el cabello largo, es gloria para ella; porque su cabello le es dado a ella por velo. 2 Samuel 14:26 TLA Su cabello era muy espeso y tenía que cortarlo una vez al año, cuando se le hacía demasiado largo y pesado. Pesaría unas cinco libras según el estándar real de pesos.

Abba Padre extiende su mano sobre su **CARA Y CUERPO** profundizando en su **PIEL** en la epidermis, dermis, niveles de hipodermis eliminando Dermatosis Papulosa Nigra, Queratosis Seborreica, Acantosis Nigricans, Dermatofibromas, Lunares, Cicatrices, Espinillas, Pecas, Queloides, Trastornos de Pigmentación de la Piel , inflamación, piel desigual, estrías, celulitis, vitíligo, lentiginosis neurodisráfica centrofacial, piel de leopardo, síndrome de Noonan, manchas hepáticas, papilomas cutáneos, área púbica oscura, piel aterciopelada, daño solar, todas y cada una de las afecciones y enfermedades de la piel según Mark 11:23.

Restaura su piel a su juventud alisada, libre de imperfecciones, impecable y clara. Job 33:25 que su carne se renueve como la de un niño, que sean restaurados como los días de su juventud. 2 Reyes 5:14 y su carne se volvió como la carne de un niño pequeño y quedó limpio. 2 Samuel 14:25 desde la coronilla de su cabeza hasta la planta de sus pies no hubo en él defecto. Salmo 103:5 tu juventud es restaurada como las águilas. Cantares 7:2 MSG nuestra piel es como la seda.

Abba Padre extiende Tu mano sobre su boca milagro creativo sobre sus DIENTES para un juego completo de dientes sanos, blancos y rectos. Dientes perdidos restaurados. Las caries y el empaste se han ido, los dientes restaurados milagrosamente creativos. Cantares 4:2 TLA Tus dientes son más blancos que ovejas recién lavadas; combinan perfectamente, no falta ninguno. ¡Dientes torcidos, enderezaos! Restaura su aliento de la halitosis y la boca seca Cantar de los Cantares 7:8 MSG Tu aliento es limpio y fresco como la menta fresca.

Abba Padre extiende Tu mano sobre su cuerpo milagros creativos para **la persona con sobrepeso**, reduce su grasa corporal al peso perfecto para su altura y estructura. Milagros creativos que eliminan toda la piel flácida dándoles una piel firme y tonificada. Para la persona con bajo peso, aumente su peso al tamaño perfecto para su altura y estructura.

Nuevas partes del cuerpo, ¡Ven!

Lector, llama a ese cuerpo parte por la que estás creyendo.

Sofocos, ¡Ir!

Cicatriz cosmética, ¡Ir!

Tejido cicatricial, ¡Restaurar!

Piel flácida, ¡Apretar y tonificar!

Sudoración incontrolable, ¡Basta!

Dientes que faltan, ¡Restaurar!

¡Dientes torcidos, Endereza!

Arrugas, ¡Ir!

Piel dañada por el sol, ¡Ir!

Cuello de pavo, ¡Apretar y tonificar!

¡Mandíbula, tono!

Dientes amarillos, marrones, grises. ¡Blanquear!

Párpados, ¡Lift! La cirugía estética de Dios.

Botín, ascensor!

Pechos, ascensor, pechos turgentes, ¡Ven!

Círculo oscuro debajo de los ojos, ¡Aclara!

Retroceso de la rayita, ¡Restaurar!

Hígado, vesícula biliar y páncreas, ¡¡RESTAURAR!!

¡Pies, Restaurad!

Microbioma, ¡Restaura!

¡Genitales, Restaura! de Abuso Sexual! ser sanado y¡Sé íntegro!

Abba Padre extiende Tu mano suelta tu venganza, juicio sobre todo demonio, diablos y todas sus clases (Efesios 6:12) y brujas (los ocultistas) enviando ataques, espíritus de enfermedades, tormento, oraciones demoníacas, declaración, usando altares y aquelarres de brujería todos atacan el cuerpo del lector interna y externamente. Enlaza todos los ataques y devuélvelo al remitente. Restaurar el cuerpo del lector en el Nombre de Jesús.

Lector, si no mencioné tu condición en el libro, usa tu fe para señalar las enfermedades, las partes del cuerpo que faltan, el dolor, el trauma, el impedimento que quieres sanar, restaurar y completar ahora mientras lees esto. Recuerda: Jesús sanando <u>toda enfermedad y toda dolencia</u> en el pueblo. Luego diga: "¡Lo recibo!".

Escriba para qué está creyendo en Dios:

____

____

____

____

____

Lector, ahora quiero que hagas lo imposible, mover esa parte del cuerpo con la que estabas teniendo problemas. Si tienes cojera al caminar, si tienes dolor revísalo, si tienes un crecimiento o sarpullido revísalo. Si no pudiste saltar, salta. Haz lo que no pudiste hacer. Si tienes una adicción, nota que el deseo se ha ido. Haga un Acto de Fe caminando, moviéndose y comprobando para ver.

Gracias a Dios por tu sanidad y liberación.

Luego comparta su testimonio de cómo Dios lo hizo. Tome las fotos posteriores, utilícelas como "Mostrar y contar" para contar la bondad de Dios a los demás. Gratis recibes Gratis das Mateo 10:8. A veces, el simple hecho de compartir su historia libera la fe en los demás e incluso ellos también están siendo sanados.

ADVERTENCIA:

No suspenda sus medicamentos hasta que su médico lo revise para obtener la prueba documentada.

Referencia

"Pregunta del día: ¿Dios maldice a las personas?" Ministerios Kenneth Copeland, 25 de junio de 2019, www.kcm.org/read/question-of-the-day/does-god-curse-p
eople. Consultado el 13 de septiembre de 2022.

Kubota, Taylor. "12 cosas que todos deberían saber sobre
las vaginas". Men's Journal, www.mensjournal.com/health-fitness/
12-things-everyone-should-know-about-vaginas-20150114. Consultado el 13 de septiembre de 2022.

Wakefield, D. (2022). *Supernatural Beauty Prayer: God's Promises for Beauty & Grooming* (Google Translate, Trans.). Independently published. (Original work printed in 2022).

Para Concluir...

Sumérgete en la palabra y recibe de Dios la metamorfosis total de tu cuerpo.

Eres precioso para Dios, Jesús y el Espíritu Santo, así que recibe todo lo que Él tiene.

¡¡Se bendecido!!

Dar

Aquel a quien se le enseña la palabra [de Dios] debe compartir todas las cosas buenas con su maestro [contribuyendo a su apoyo espiritual y material]. Gálatas 6:6 Biblia amplificada (AMP).

Si fuiste bendecido por la enseñanza de este libro, Gálatas 6:6 dice que puedes darle al maestro.

Por favor ore a Dios si le gustaría que usted dé y si dice que sí, pregúntele cuánto debe dar.

Si estás dando, envuelve tu fe con tu ofrenda. Tu fe es lo que has estado meditando, las escrituras, de este libro. Mientras das, di "Yo recibo". Tome nota de su donación.

Hablo sobre tu ofrenda. "Que Dios te bendiga con los máximos resultados y Su nivel más alto alcanzable de la Palabra por lo que estás creyendo en Él en el Nombre de Jesús". Les agradezco el regalo, lo recibo y Dios los Bendiga.

Formas de dar:

https://www.globalbusinessqueens.com/give.html

https://www.paypal.com/paypalme/DyWakefield

https://www.paypal.com/donate/?hosted_button_id=W5SSEDEHUM26G

Contacto

Sitio web: www.DyWakefield.com

Sitio web: www.GlobalBusinessQueens.com

Redes sociales

Facebook: www.facebook.com/DyWakefield

Twitter: www.twitter.com/DyWakefield

Instagram: www.instagram.com/DyWakefield

YouTube: www.youtube.com/@dywakefield

YouTube: www.youtube.com/@dythequeen

Enviar testimonios al correo electrónico: whereveryousetfoot@yahoo.com

Oración de liberación y sanación Milagrosa

Abba Padre en el Nombre de Jesús te llamo como Jehová Rapha el Dios que sana y como Jehová Mephalti el Dios que libera. Ordeno que tu mano se extienda sobre este lector. Padre, libera tus ángeles de sanidad, milagros, señales, prodigios y liberación. Espíritu Santo, cae ahora mismo donde esté el lector y sánalo y cúralo.

Lector, la unción de Dios vendrá sobre tu cabeza hasta tus pies y saturará tu cuerpo, te sanará y te ministrará. La unción entrará en tu cuerpo y destruirá el yugo de la esclavitud haciendo que desaparezcan las dolencias, dolencias, dolencias, dolores, adicciones. Coloque la mano sobre esa parte del cuerpo y diga el problema por su nombre porque tiene que inclinarse en el Nombre de Jesús.

Exijo que cada célula, hueso, órgano y tejido de tu cuerpo se alinee con la Palabra de Dios. Ato a todos los demonios y los arrojo al lago de fuego. Algunos se irán debido a la unción, pero otros no porque les estás dando permiso para quedarse.

Lector, necesitas renunciar a esos demonios dentro de ti para ser liberado, no te quedes con algunos y deshazte del resto. Entrégate totalmente a la unción y déjalos ir diciendo: "Renuncio a todos los demonios y pactos de sangre. Corté los lazos con ellos y con las personas con las que estoy indebidamente involucrado".

Ato los espíritus de Janes y Jambres. Ato mensajeros de satanás, espíritus engañadores, doctrinas de demonios y espíritus de enfermedad. Ato todas y cualquier forma de brujería, clarividencia y proyección astral que se te haya hecho. Ato todas y cualquier forma de brujería de este lector y su familia.

Lector, en este momento llame a un miembro de la familia, ser querido, cónyuge, hijo, amigo, etc.

Abba Padre libera tu venganza y devuelve cada maldición enviada sobre el lector al remitente 100 veces. Invoco fuego del Cielo sobre los altares satánicos con las imágenes, nombres, direcciones, muestras de ADN, ropa, efigies, muñecos vudú de los lectores de su imagen. Que la sangre de Jesús anule eso. Ato y rompo las maldiciones enviadas con las palabras "sobre mi cadáver" y se las devuelvo al remitente. Ato y cancelo todos los sueños demoníacos como el reclutamiento, el seguimiento, el control mental, la lectura de la mente, el mal de ojo, la participación en asociaciones demoníacas, contratos, matrimonios, pactos de sangre, la creación de bebés espirituales demoníacos y niños con demonios, actividad sexual, actividades perversas, parálisis. . Ato y cancelo la música infiltrada demoníacamente, los abortos espontáneos, la esterilidad, los defectos de nacimiento, las muertes prematuras, los miedos, las enfermedades y las enfermedades a través de los sueños. Ato administrando demoníacamente bebidas, alimentos, sustancias extrañas, drogas, etc. en sueños.

Jesús, transciende de nuevo al lector como un bebé en el vientre y sana las heridas del alma.

Ato a todos los demonios y los devuelvo al remitente trayendo gran miedo, gran pavor, gran temblor y gran tormento sobre el remitente y luego arrojo a los demonios al lago de fuego. Decreto que la riqueza del malvado "el remitente" llegará al lector en el Nombre de Jesús.

Sé sanado, sé completo, RESTAURA en el Nombre de Jesús. ¡Llegan nuevas partes del cuerpo! ¡Vienen los milagros creativos!

Lector, ahora quiero que hagas lo imposible, mover esa parte del cuerpo con la que estabas teniendo problemas. Si tienes cojera al caminar, si tienes dolor revísalo, si tienes un crecimiento o sarpullido revísalo. Si no pudiste saltar, salta. Haz lo que no pudiste hacer. Si tienes una adicción, nota que el deseo se ha ido. Haga un Acto de Fe caminando, moviéndose y comprobando para ver.

Liberación:
Hay otro paso hacia la liberación y se trata de que te arrepientas de tus pecados y perdones a los que te lastimaron. Espíritu Santo, revela los pecados que necesitan confesar para que puedan ser limpiados de ellos.

Espíritu Santo, revélalos a quienes necesitan perdonar. Lector, puede ser difícil perdonar, así que tienes que pedirle a Jesús que te dé ese espíritu para perdonar. Solo estás perdonando a esas personas a través de la confesión a Dios, no vas a ellos y les dices te perdono, paganos. Tu perdón es una liberación de ese dolor, una forma de atadura que te mantiene atrapado en tu vida. Recibir los Tiempos de Refresco del Señor Hechos:3:20.

Comience aquí en sus confesiones:
- Abba Padre, me arrepiento de (indique los pecados) Recibo mi perdón y limpieza en el Nombre de Jesús.
- Abba Padre, yo perdono (diga sus nombres). Los bendigo y los entrego a ustedes en el Nombre de Jesús.

Abba Padre empaparé el alma de este lector con el Poder de la Cruz, el Poder de la Resurrección, la Sangre de Jesús, el Poder de Dunamis, la Gloria Luz de Jesús, el Fuego del Espíritu Santo, el Fuego de Dios y el Trueno de Dios en su alma produciendo Excelencia del Alma. A quien el Hijo hace libre es verdaderamente libre Juan 8:36. Dios los liberó de la cuerda de la maldad Salmo 129:4.

TENGA EN CUENTA: la curación puede venir instantánea o gradualmente. Su parte es agradecer a Dios por su curación.

ADVERTENCIA: No suspenda sus medicamentos hasta que su médico lo revise para obtener la prueba documentada.

Salvación

Si estás cansado de tratar de hacer las cosas a tu manera en la vida, ¿qué tal si le das una oportunidad a Jesús? Pídele a Jesús que sea el Señor y Salvador de tu vida rindiéndole todo a Él. Permítele entrar en tu corazón. Ser sincero. Cansate de cómo va tu vida ahora y dile a Jesús que estás listo para recibirlo, su amor, protección, ayuda, liberación y sanidad. Todo lo que te pido es que lo pruebes a Él, tu vida nunca será la misma.

Di esto, "Jesús, ven a mi corazón, estoy cansado de vivir la vida que estoy viviendo ahora. Confieso que moriste en la cruz por mis pecados y resucitaste por el Espíritu Santo. Jesús, te elijo para que seas el Señor y Salvador de mi vida".

Al Creyente que se encuentra lejos de la verdad le ato el engaño y le pierdo la claridad. No te sientas condenado, Jesús todavía te ama. Él murió por ti. Regresa a los brazos amorosos del Padre. Por favor, arrepiéntase para que sus pecados sean borrados para que vengan los "Tiempos de Refresco".

Solo quiero reconocer que Dios envió a Jesús, el Mesías, el Elegido para ti. Cuando confiesas tus pecados a Dios, tus pecados son lavados por la sangre de Jesús. Él ya no está enojado contigo si aceptas este mensaje del Evangelio.

Bautizados en el Espíritu Santo

TENGA EN CUENTA: Debe ser salvo o, en otras palabras, debe haber aceptado a Jesucristo como su Señor y Salvador al confesarlo con su boca antes de poder ser bautizado en el Espíritu Santo.

PASO DE ACCIÓN

Si te gusta ser Bautizado en el Espíritu Santo con la habilidad de hablar en lenguas Di esto: "Espíritu Santo deseo ese don de Hablar en Lenguas y lo recibo gracias."

El Espíritu Santo te guiará en este hermoso lenguaje que te acercará íntimamente a Dios.

Espíritu Santo suelte la lengua de este lector.

Dios como su socio comercial

Tu negocio no está donde quieres que esté, ¿qué tal si le das una oportunidad a Jesús? ¿Sabes que hay muchos empresarios en la Biblia? En el Antiguo Testamento están Abraham, Issaac, Jacob, Job, Booz, todos tenían negocios en la agricultura y muchos otros, incluidas las mujeres. En el Nuevo Testamento, los discípulos Pedro, Santiago, Juan y Andrés eran todos pescadores, Mateo recaudador de impuestos, el Apóstol Pablo fabricante de tiendas y muchos otros, incluidas mujeres.

Tome una decisión hoy para permitir que Dios se haga cargo y lo ayude a crecer abundantemente para que pueda disfrutar los frutos con su familia. Permítele que te lleve a prosperar (enseñarte a sacar provecho Isaías 48:17).

Di esto: "Jesús, te elijo para que seas el Señor de mis negocios, así que Dios, te pido a ti, a Jesús y al Espíritu Santo que sean mis socios comerciales".

Arrepiéntase por las prácticas comerciales incorrectas

AHORA Reina, si has estado haciendo prácticas comerciales incorrectas en tus negocios, es hora de hacerlo bien. Ponte bien con Dios. Abba Padre, quita las escamas de los ojos de esta Reina para que pueda ver y conocer la verdad.

Reina, reza esta oración:

"Padre, me arrepiento por hacer y permitir prácticas comerciales incorrectas en mis negocios. Me detengo hoy. Asumo toda la responsabilidad por mis acciones y mis empleados. Recibo mi perdón y limpieza. Padre, eres omnisciente y conocedor, así que te pido que sé mi socio comercial. Seré guiado por tu espíritu, el Espíritu Santo a medida que descargas ideas, conceptos, soluciones e inventos ingeniosos a través de Él para mí. Te daré gloria en todo lo que haga en el nombre de Jesús. Me perdono a mí mismo y Recibo tu amor. Seré guiado por el Espíritu Santo para eliminar las prácticas deshonestas de mis negocios en el Nombre de Jesús".

Reina, no te sientas mal, todos cometemos errores, todos hemos vivido por el DINERO, estás en el camino correcto ahora. Ya no tienes que trabajar duro por el DINERO mira cómo Dios te muestra cómo multiplicar para crear millones con facilidad y tener equilibrio en tu vida.

Muestre su compromiso

Piense en comprometerse a darle a Dios confiándole su negocio honrándolo porque lo que le encomienda a Dios lo bendecirá. Solo ora a Dios por eso y deja que Él te dirija en tu ofrenda. Lucas 6:38 TLB ¡Porque si das, recibirás! Tu donación volverá a ti en medida plena y rebosante, apretada, remecida para dar cabida a más y rebosante. Cualquiera que sea la medida que uses para dar, grande o pequeña, se usará para medir lo que se te devuelva".

Como socio comercial, Dios puede indicarle los productos y servicios correctos, los niveles de precios correctos para sus productos y servicios, a quién contratar y a quién no contratar, a quién despedir, a quién tener como clientes o con quién no tratar. Dios puede revelarte cosas que no puedes discernir con tus ojos. Deje que Dios lo guíe y mírelo acelerar su negocio.

Una cosa para recordar, no olvides que Dios es quien te dio esta sabiduría y habilitación. Alaba a Dios en todo lo que haces. Siempre comparte tu testimonio con otros de la Bondad de Dios en tu vida.

Soporte de Reinas de Negocios Globales

https://www.globalbusinessqueens.com/support.html

Solicito seguidores de manera continua para respaldar mi visión global para empoderar a las mujeres en los negocios. Habrá proyectos, eventos, viajes y mucho más en preparación. Inspírese con los materiales de enseñanza gratuitos en el sitio web y las redes sociales que pueden traerle éxito a su vida.

La visión de Dy:

Empoderar, capacitar y crear más de un millón de reinas empresariales adineradas para que sean financieramente independientes y usen sus negocios para impactar a las comunidades a nivel mundial y financiar el EVANGELIO.

Cada mes le enviaré por correo electrónico un MP3 de Negocios y Empoderamiento y una carta mensual para empoderarlo en su negocio o puesta en marcha y para alentarlo personalmente. Además, por correo electrónico les dejaré saber qué proyectos, eventos y viajes estoy haciendo y sus actualizaciones. Se le informará de lo que hemos hecho, lo que estamos haciendo y lo que vamos a hacer. Siempre estarás en mis oraciones DIARIAS.

¡Gracias, eres hermosa! No tomaré esta inversión a la ligera porque trabajas duro para ello.

Sobre la autora Dy

Dy Wakefield, The Queen of Wealth Advice™ es asesora, autora multigénero, emprendedora multisocial, oradora y entusiasta de la aviación.

CREDENCIALES DE NEGOCIOS

En 2020, Dios inspiró a Dy a hacer la transición a Consejera, por lo que tomó asiento en su Trono Real.

Fue la fundadora de las ahora desaparecidas empresas Wealthy Woman Dy Investments, Inc., Dy Wakefield International, LLC., Empowering You Events, LLC. Dos compañías bíblicamente sexualmente explícitas complacen a su esposo y complacen a su esposa. También fue socia del 51% de las acciones en Oglesby Concrete Specialists, LLC. Finalmente, una vendedora independiente de niveles múltiples en Youngevity, un MLM de salud, quería brindar un sentido de salud incorporando un equilibrio de riqueza y salud en su dominio.

Ha escrito más de 100 libros y puede consultar su página de autor de Amazon, donde tuvo la suerte de usar la publicación de Amazon como una herramienta para ayudarla a convertirse en autora y ser creativa experimentando en muchos géneros diferentes.

Dy también tuvo cuatro programas de radio: The Rich Woman Dy Morning Show, Pleasure Your Husband Radio, Pleasure Your Wife Radio y Comfort & Hope in the Midst Radio.

Dy tiene más de 20 años en contabilidad, teneduría de libros, preparación de impuestos, creación de empresas y servicios notariales. Dy recibió su Licenciatura en Contabilidad de la Universidad de Clemson y una Maestría en Finanzas con especialización en Planificación Financiera de la Universidad de Kaplan, ahora Purdue University Global.

La pasión de Queen Dy por ayudar a las mujeres surgió de la experiencia personal de ser mal pagada y menospreciada en las corporaciones estadounidenses. Ella quiere romper el ciclo ayudando a generar líderes. 'Dy' es el acrónimo de "delivery" y se autodenomina partera de las mujeres de negocios. Siendo una doble minoría negra y mujer, Dy a veces se sentía como si estuviera en el fondo del tótem, pero sabe que es la gracia y la fe de Dios las que te elevan, no lo que la sociedad te ha limitado.

<u>PROPÓSITO/MISIÓN</u>

Dy ha dedicado su vida a empoderar a las mujeres despertando a la reina interior para que sean líderes, posean negocios y cambien el mundo. Para ayudarles a alcanzar su destino a través de una vida equilibrada y de excelencia.

Dy ha dedicado su vida a empoderar a las esposas despertando la destreza sexual interna de sus esposos, la versión de 1 Corintios 7:3 NTV establece que el esposo debe satisfacer las necesidades sexuales de su esposa. Dios ha dado las Necesidades Sexuales de las Esposas. Hay una Sex Vixen interior a la que no has accedido. Es tu naturaleza femenina estar excitada. Sex & Sex Drive es un regalo de Dios, por lo que "el sexo no es sucio, es placentero". El sexo debe ser disfrutado por ambos satisfaciendo las necesidades del otro. Ooo La La! Hiciste un pacto con Dios y tu esposo, por lo que no es algo emocional sino un acuerdo mutuo para sacudirles las sábanas de forma continua.

Esta es una hermandad para EMPODERAR. TREN. CREA para ser rico y saludable. Un enfoque en la importancia del equilibrio en la FE, la FAMILIA, la CONDICIÓN FÍSICA, las FINANZAS y la DIVERSIÓN a medida que las mujeres adoptan el papel de reina que gobierna y reina en su negocio Queendom.

www.ingramcontent.com/pod-product-compliance
Lightning Source LLC
Chambersburg PA
CBHW050803250726

48653CB00006B/2046